BEI GRIN MACHT SICH IHR WISSEN BEZAHLT

AF136908

- Wir veröffentlichen Ihre Hausarbeit,
  Bachelor- und Masterarbeit

- Ihr eigenes eBook und Buch -
  weltweit in allen wichtigen Shops

- Verdienen Sie an jedem Verkauf

Jetzt bei www.GRIN.com hochladen und kostenlos publizieren

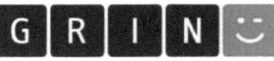

Case Management im Gesundheitswesen und Sozialwesen. Anwendung des CMM in der Arbeit mit sterbenden Patienten

Sandra Waldermann-Scherhak

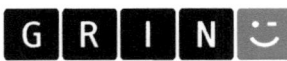

Bibliografische Information der Deutschen Nationalbibliothek:

Die Deutsche Nationalbibliothek verzeichnet diese Publikation in der Deutschen Nationalbibliografie; detaillierte bibliografische Daten sind im Internet über http://dnb.d-nb.de abrufbar.

ISBN: 9783346395078
Dieses Buch ist auch als E-Book erhältlich.

FOM Hochschule für Oekonomie & Management Düsseldorf
Hochschulzentrum Düsseldorf

Seminararbeit
in Modul Case Management

Case Management mit schwererkrankten und sterbenden Menschen
Entlassmanagement in die häuslich-ambulante Palliativversorgung oder
Überleitungsmanagement ins stationäre Hospiz

Sandra Waldermann-Scherhak

2021

Inhaltsverzeichnis

Abbildungsverzeichnis

Abkürzungsverzeichnis

AAPV	Allgemeine ambulante Palliativversorgung
BTM	Betäubungsmittel
CM	Case Manager
CMM	Case Management
CSMA	CMM Society of America
DGCC	Deutsche Gesellschaft für Care und Case Management
DRG	Diagnosis Related Groups
MDK	Medizinischer Dienst der Krankenkassen
SAPV	Spezialisierte ambulante Palliativversorung
SBK	Schweizer Berufsverband der Pflegefachfrauen und Pflegefachmänner

1 Einleitung

Das deutsche Gesundheitssystem befindet sich in einem stetig voranschreitenden Wandlungsprozess. Die aktuellen Regelungen orientieren sich vordergründig an der Wirtschaftlichkeit anstatt am tatsächlichen Versorgungsbedarfs der Bevölkerung. Leistungen und Angebote werden immer weiter reduziert und gehen zu Lasten des Wohls der Patienten. Mangelhafte Kooperationen zwischen ambulantem und stationärem Sektor führen dazu, dass neue Handlungsperspektiven diskutiert werden, wie das Gesundheitswesen noch effizienter und effektiver gemacht werden kann. Die Träger von Krankenhäusern verfolgen dabei ihr Interesse der permanenten Effizienzsteigerung. Darunter versteht das Management die ständige Verbesserung der Qualität in der Patientenversorgung bei zunehmender Reduzierung der Kosten. Ein Konzept, welches in diesem Zusammenhang diskutiert wird, ist das „Case Management".

1.1 Problemstellung

Durch den Wandel der Demografie erleben wir eine stetig älter werdende Bevölkerung, die soziale, politische, ökonomische und kulturelle Veränderungen und Probleme nach sich ziehen. Die Gesellschaftsstruktur unterliegt dem Wandel: sinkende Geburtenraten, und im Gegenzug die Zunahme der Zahl pflegebedürftiger und schwerkranker Menschen, die eine umfassende Betreuung und meist langjährige Begleitung bedürfen. Der ansteigende Pflegebedarf stellt das Gesundheitssystem vor große Herausforderungen, denn gleichzeitig sinkt auch die Zahl der Pflegekräfte, die diese Versorgungslücke schließen sollen. Eine Vielzahl von Erkrankungen, insbesondere chronische Alterserkrankungen und Multimorbidität führen dazu, dass die Versorgung zunehmend intensiver und komplexer wird. Besonders gefordert sind die Akteure des Gesundheitssystems, was die Kooperation der Netzwerkpartner betrifft, wenn es um die Begleitung und Betreuung schwerstkranker und sterbender Menschen geht, ihnen den letzten Wunsch zu erfüllen, um würdevoll sterben zu können. CMM bietet Unterstützung bei der Verbindung aller beteiligten Bereiche. Der Mensch in seiner Individualität und persönlicher Lebenssituation steht im Fokus des CM.

1.2 Zielsetzung und Gang der Arbeit

Einleitend wird die Problemstellung dieser Arbeit dargelegt. Im zweiten Kapitel werden die Begriffsklärung, das Konzept und die Bedeutung des CMM vorgestellt. In diesem Zusammenhang werden die einzelnen Phasen und der Regelkreis, sowie die Funktion und Aufgabenbereiche des CMs dargestellt. Ein weiterer inhaltlicher Schwerpunkt ist die Bedeutung der An- und Zugehörigen und deren Einbindung in das CM. Im dritten Kapitel geht es um die Anwendung des CM in der palliativen Versorgung und es sollen die Möglichkeiten und Grenzen aufgezeigt und thematisiert werden. Das CMM, sowie das Zusammenspiel aller beteiligten Netzwerkpartner, werden zwei mögliche Versorgungswegen für palliative Patienten, anhand eigener Erfahrungen aus der Sterbebegleitung, dargestellt: (1) CMM als Entlassmanagement von der Palliativstation in die häusliche Palliativ-Versorgung, (2) als Überleitungsmanagement ins Hospiz. Eine kritische Betrachtung des CM unter ethischen Gesichtspunkten wird am Ende des dritten Kapitels vorgenommen. Auch die Persönlichkeit des CM wird kritisch gewürdigt. Im Fazit folgen der Praxistransfer und die Perspektivische Sicht, die verdeutlichen soll, wie ein Netzwerk mit ganzheitlicher Sicht auf den Patienten aufgebaut und das CMM in der letzten Lebensphase des Menschen Anwendung finden kann, um ihm ein möglichst schmerzfreies und würdevolles Sterben – auch zu Hause – zu ermöglichen.

2 Case Management im Gesundheitswesen und Sozialwesen

CMM wird heute als eine Form des Unterstützungsmanagements, früher als Schnittstellenmanagement bezeichnet. Es wird in Einrichtungen des Gesundheits- und Sozialwesens eingesetzt, um Menschen eine gezielte und strukturierte Unterstützung in herausfordernden Lebenssituationen, wie Krankheit und Pflegebedürftigkeit, Arbeitslosigkeit, beruflicher Integration oder Reintegration, zu bieten. CMM optimiert Prozesse und Abläufe, sorgt für eine bedarfsgerechte Vernetzung aller am System beteiligten Personen, was die Kooperationen innerhalb des Netzwerkes fördert und entscheidend dazu beiträgt, Zeiten zu reduzieren und Kosten zu senken bei gleichbleibender Qualitätsorientierung. Im Mittelpunkt des CMM steht die individuelle Arbeit, die am Einzelfall des zu betreuenden Klienten (Sozialwesen) oder Patienten (Gesundheitswesen) ausgerichtet ist. Im Zentrum von CMM steht die Gestaltung eines lösungsorientierten und wirksamen Prozesses, einerseits personen- aber auch systembezogen. (Wendt, 2011). CM kann im *„Fallmanagement"* und *„Systemmanagement"* angewendet werden. Mit Fallmanagement ist eine gezielte Unterstützung zur Verbesserung der persönlichen Netzwerke gemeint. Beim „Fallmanagement" wird ein hilfebedürftiger Mensch effektiv und effizient begleitet, um den Hilfeprozess mit ihm gemeinsam zu steuern. Das Systemmanagement nimmt Bezug auf den konkreten Einsatz und Nutzung von Netzwerken. Ziel ist ein effektives und effizientes Management der Versorgung im Bereich der entsprechenden Kompetenzen und darum, die Versorgung bestmöglich zu optimieren. Im CMMs fließen die beiden Aspekte meist zusammen. (Löcherbach, 2006) Als eigenständiges Methodenset erfasst, es nicht nur die Fälle selbst, sondern steuert zugleich die Bereitstellung von Hilfe. (Faß, 2009)

2.1   Begriffsklärung und Definition

Die offizielle Definition des CMM Society of America (1992): *"Case Management ist ein kooperativer Prozess der Zusammenarbeit, in dem Versorgungsangelegenheiten und Dienstleistungen erhoben, geplant, implementiert, koordiniert, überwacht und evaluiert werden, um so den individuellen Versorgungsbedarf eines Patienten (Nutzers) mittels Kommunikation und verfügbaren Ressourcen abzudecken."*

Die Deutsche Gesellschaft für Care und Case Management (DGCC, 2014) definiert: *„Case Management ist eine Verfahrensweise in Humandiensten und ihrer Organisation zu dem Zweck, bedarfsentsprechend im Einzelfall eine nötige Unterstützung, Behandlung, Begleitung, Förderung und Versorgung von Menschen angemessen zu bewerkstelligen. Der Handlungsansatz ist zugleich ein Programm, nach dem Leistungsprozesse in einem System der Versorgung und in einzelnen Bereichen des Sozial- und Gesundheitswesens effektiv und effizient gesteuert werden können. Die Aufgabe ist es, ein zielgerichtetes System von Zusammenarbeit zu organisieren, zu kontrollieren und auszuwerten, das am konkreten Unterstützungsbedarf der einzelnen Person ausgerichtet ist und deren Herstellung die betroffene Person konkret beteiligt wird. "*

In Anlehnung daran beschreibt Neuffer (Neuffer, 2002) in vereinfachter Form: *„Case Management ist ein Verfahren, das einzelfallorientiertes Vorgehen mit sozialer Netzwerkarbeit verbindet. Durch das Case Management sollen den Klienten differenzierte Hilfestellungen in der richtigen Form zum richtigen Zeitpunkt zukommen".*

2.2   Herkunft und Entwicklung

CMM, verstanden als eine Verbindung von klassischer sozialer Einzelfallhilfe (Helfen) und Ansätzen aus der Gemeinwesen- und Netzwerkarbeit, wurde in den USA der 1970er-Jahre entwickelt. Anlass war der Trend zur De-Institutionalisierung (insbesondere den Abbau stationärer Einrichtungen betreffend) psychosozialer und medizinischer Hilfen. So wurde CMM aus der Notwendigkeit heraus geboren, für die entlassenen Klienten und

Patienten eine angemessene ambulante Versorgung zu organisieren. Die zentrale Funktion von CMM ist es, eine optimale Organisation von Hilfen zu gestalten angesichts einer unübersichtlichen und vielfältigen Hilfelandschaft mit hoch spezialisierten Trägern, die eher zur angebots- statt zur nachfrageorientierten Arbeit tendieren. (Kleve, 2018). In Deutschland findet CMM seit Beginn der 90er-Jahre im Sozial- und Gesundheitswesen Anwendung. In der Entwicklung des CM wird 'Wolf Rainer Wendt' als Wegbereiter genannt. (Monzer, 2013a). Analog zur amerikanischen Krankenpflege erläutert Wendt eine vergleichbare Pflegeprozesse für Deutschland, bei dem CMM auf den Patienten individuell abgestimmt werden kann. CMM ist für die Weiterentwicklung von professionellen Pflegeprozessen bedeutsam. In den USA wurde „Nursing Case Management" entwickelt, bei dem stationäre und ambulante Pflegeabläufe zusammengeführt wurden (Wendt, 2013). Zu weiteren Einsatzgebieten zählt Wendt: CM in der Familien-, Kinder- und Jugendhilfe, in der Behindertenarbeit und im Suchtbereich. In der medizinischen Versorgung bei psychisch Erkrankten, in der Rehabilitation und bei Palliative Care. (Wendt, 2010). Da die Anwendung des CM in der palliativen Versorgung die Grundlage dieser Seminararbeit ist wird diese im Kapitel 3 eingehend behandelt und die Netzwerke weiter fortgeführt.

2.3   Grundlagen und Konzepte

Im CM ist die Unterscheidung von Fallmanagement (= Optimierung der Hilfe im konkreten Fall) und Systemmanagement (= Optimierung der Versorgung im Zuständigkeitsbereich) relevant. Mit *Fallmanagement* ist eine konkrete Unterstützungsarbeit zur Verbesserung der persönlichen Netzwerke gemeint. Ziel ist es, einen hilfsbedürftigen Menschen effektiv und effizient zu begleiten, den Hilfeprozess mit ihm zu steuern. *Systemmanagement* bezieht sich auf die Nutzung, Heranziehung und Initiierung von Netzwerken. Hier geht es um ein effektives und effizientes Management der Versorgung im Gebiet der jeweiligen Zuständigkeiten und darum, das System der Versorgung zu optimieren. In der Praxis das Case Managements fließen die beiden Aspekte meist zusammen. (Löcherbach, 2006). Im Gesundheitswesen wird CMM eingesetzt, um ambulante Versorgungen zu optimieren und stationäre Unterbringungen zu reduzieren. Neben der Bestrebung die

Qualität zu erhalten, wird im Gegenzug die Reduzierung von Kosten in Erwägung gezogen. CMM steigert die Effizienz (Wirtschaftlichkeit = die Dinge *richtig tun*) das Verhältnis von Aufwand und Nutzen, und die Effektivität (Wirksamkeit = die *richtigen Dinge tun*) das Verhältnis von Zielen und Ergebnissen (Kleve, 2018). Sichergestellt wird die Versorgung, durch eine Zusammenführung der einzelfallbezogenen Arbeit mit einem hilfesystemorientierten Ansatz. Durch die Anpassung und Verschmelzung verschiedener fallbezogener und fallübergreifender professioneller wie nichtprofessioneller Hilfen zu einem Hilfenetz aus der Systemischen Arbeit und Netzwerkarbeit. (Van Wirth & Kleve, 2021). Die resultierende Devise die sich ökonomisch und wirtschaftlich daraus ableiten lässt: „So viel wie nötig, und so sparsam wie möglich."

2.3.1 Phasen und Regelkreis

CM wird in Phasen realisiert: Falleingang (*Intake*), Falleinschätzung (Assessment), Hilfeplanung (*Service Planning*), Durchführung (*Intervention und Linking*), Überwachung (*Monitoring*) und *Evaluation*. (Kleve, 2018) Alle Phasenschritte beziehen sich zugleich auf die Fall- und die Hilfesystemebene (Faß, 2009) und verstehen sich, zumal auf der Basis systemischer Prinzipien, als radikal lösungs- und ressourcenorientiert (Neuffer, 2002). In Anlehnung an Neuffer (Neuffer, 2002) wird der Ablauf und die Phasen eines professionellen CM nach Nussbaumer (Nussbaumer, 2009) wie folgt in einem Regelkreis in 7 Stufen (von Reibnitz, 2009) skizziert:

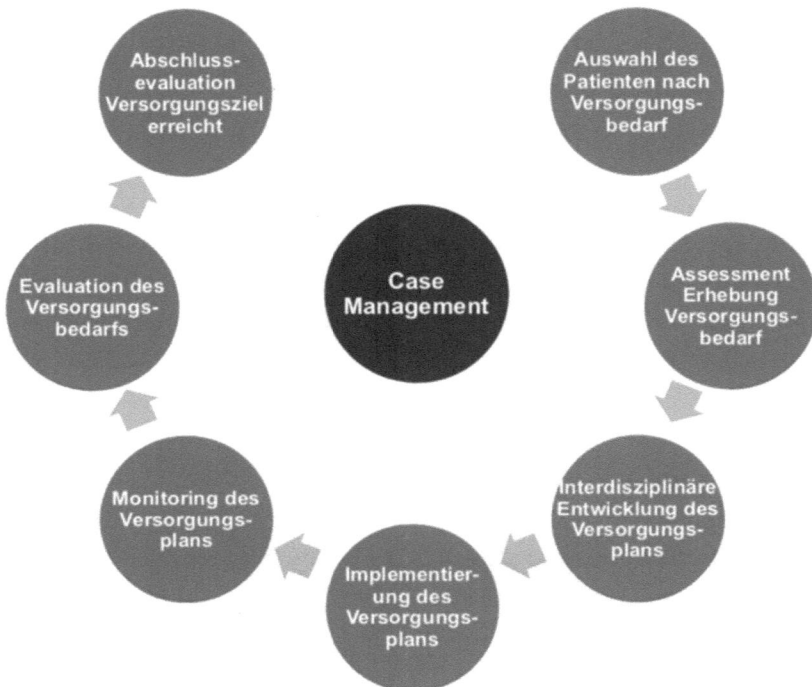

Abbildung 1: Regelkreis im Case Management n. Nussbaumer (in Reibnitz, C., 2009)

2.3.2 Funktion und Aufgabenbereiche des CMs

Multidisziplinäre Teams laufen immer Gefahr, dass Ihre Angehörigen ihre eigenen fachlich vorgezeichneten Wege gehen und nicht wirklich mit einem und in einer Verantwortung kooperieren. Da das berufliche Handlungsverständnis der Beteiligten nicht übereinstimmt, funktionieren Absprachen oft nur oberflächlich...Fachleute mit vielen Zungen sprechen, unterschiedlichen Zugang zum Fall haben und in der Sache uneins sind. (Raiff & Shore, 1993). Der CM stellt die interne und externe Übereinkunft her, um das Ineinandergreifen aller Beteiligten sicherzustellen. Er verantwortet die Koordination für den gesamten Behandlungsprozess. Alle Abläufe, die den Patienten betreffen, und die für dessen

Behandlung wichtig sind, werden vom CM zentralisiert gesteuert. Darunter fällt die Lenkung aller patientenorientierten Aufgaben und die wirtschaftlichorientierte Fallsteuerung. Die Dokumentation des DRG-Systems, als diagnosebezogene Fallgruppierung und Fallpauschale bezeichnet, fasst Patientenfälle mit ähnlichen Kosten zusammen, und werden vom CM überwacht. Patientenfälle werden einzeln kodiert und können mit der Krankenkasse abgerechnet werden. Prüfungen, die durch den MDK erfolgen, können zeitnah und sachgerecht abgewickelt werden. Die Strukturierung des CMs sorgt für die optimierte Auslastung der Kapazitäten. Als Vermittler fungiert er zwischen Kostenoptimierung (Krankenhaus) und Qualitätssicherung (Patienten). Er steht „*Over time and across service*" im Behandlungs- und Versorgungsprozess beratend und unterstützend zur Seite. Als menschliches Bindeglied steht er zwischen, Patient und Dienstleistungssystem. (Intagliata, 1982). Er schafft ein integratives Hilfe- und Netzwerksystem zur optimalen Unterstützung und verbindet das System: Patient, Ärzte, Pflegepersonal, Schnittstellen, Pflegestationen und Fachabteilungen des Krankenhauses sowie An- und Zugehörige. Im Direktkontakt zum Patienten, beurteilt er, ob nach der Entlassung medizinische oder pflegerische Nachversorgung benötigt wird. In Absprache mit ihm entscheidet er, ob Anschlussbehandlungen, Rehabilitationsmaßnahmen oder häusliche Pflege eingeleitet wird. Er konsultiert den Sozialdienst des Krankenhauses, der Organisatorisches für die Zeit nach der Entlassung in die Wege leitet. Da der CM das Entlassmanagement organisiert, koordiniert er ebenfalls die Belegung der Krankenbetten. Durch die gezielte Planung werden Wartezeiten verkürzt, die Qualität in der Behandlung gesteigert, die Zufriedenheit des Patienten erhöht. Letzteres führt im Gegenzug zur Entlastung der Behandelnden.

2.3.3 An- und Zugehörige im CMM

Da der CM dem Patient in der Zusammenarbeit persönliche Nahe kommt, ihn regelmäßig besucht, private und teils intime Dinge mit ihm bespricht, an den Bedürfnissen des Patienten teilnehmen darf, und zur Erfüllung dieser Wünsche aktiv Einfluss auf die Lebenswelt nimmt, ist die Beziehung zwischen CM und Patient entscheidend. Die Haltung des CMs hat elementaren Einfluss auf das gesamte CMM-Geschehen. Auch das soziale Umfeld des Patienten hat eine bedeutsame Rolle. Durch den Kontakt zu An- und Zugehörigen des sozialen Systems ist der Sterbende Mensch mit der Welt außerhalb seines Kranken-zimmers verbunden. An- und Zugehörige liefern dem Patienten Informationen aus der weiter voranschreitenden normalen Alltagswelt und sind ein wichtiger Berührungspunkt, sodass der Patient sich nicht abgeschnitten, sondern weiterhin als Teil dessen empfinden kann, auch wenn er isoliert im Krankenhaus liegt. An- und Zugehörige sollten daher ide-alerweise - so viel wie nur möglich - zur Unterstützung des Patienten herangezogen und in das CMM-Netzwerk eingebunden werden. Sie erfahren Aufmerksamkeit und Wertig-keit, wenn Sie in Abläufe und Prozesse eingebunden werden. Die gewonnene Handlungs-fähigkeit der An- und Zugehörigen dem Erkrankten Familienmitglied „etwas Gutes zu tun", kann Hilflosigkeitsgefühle sowie empfundene Starre vermindern. Die Zugehörig-keit zum Familiensystem und die Verbundenheit zum Patienten, wird durch Hinzunahme helfender An- und Zugehöriger gefördert und gestärkt. An und Zugehörige können den Patienten in seinen alltäglichen Verrichtungen behilflich sein und ihn unterstützen. Bei emotionalen Angelegenheiten, die vordergründig nicht mit der Gabe der Medikamente oder der Pflege zu tun haben, ist Patienten die Unterstützung einer nahestehenden Person in den meisten Fällen angenehmer, als von fremden Personen. An- und Zugehörige sollten als fester Bestandteil des CMM-Netzwerkes verstanden werden, da sie eine wichtige und wertvolle Brücke zum Patienten bilden. Im CMM-Geschehen können sie zu einer wich-tigen Ressource werden, besonders wenn der Zugang zu schwierigen Patienten einge-schränkt ist oder die Kommunikation nicht reibungslos gelingt. Nützliche Netzwerke sind Sozialkapital (Holzer, 2010). Daher sollte der CM darauf achten, das soziale Umfeld des Patienten rechtzeitig kennenzulernen. Er sollte die sozialen Strukturen innerhalb des Fa-miliensystems einschätzen, um wichtige Vertrauenspersonen des Patienten zu identifizie-ren und diese zeitnah einzubinden, sofern es von allen Beteiligten gewollt und erwünscht ist.

3 Anwendung des CMM in der Arbeit mit sterbenden Patienten

In Deutschland werden schwerstkranke und sterbende Menschen in der Regel von ihrer Familie, ihnen Nahestehenden und einem unterstützenden sozialen Umfeld versorgt. (Charta, 2010). Durch, steigende Lebenserwartung, die Veränderung der beruflichen Situation der Angehörigen, sowie der Wandel innerhalb der Familienstruktur, sowie die Abnahme nachbarschaftlicher Beziehungen, stößt dieses Versorgungsprinzip zunehmend an seine Grenzen. Diese Tatsache zieht eine wesentliche Veränderung hinsichtlich der Orte des Sterbens nach sich. Verstarben alte Menschen in früheren Zeiten überwiegend zu Hause, sind heute stationäre Einrichtungen wie Krankenhaus, Alten- und Pflegeheim oder stationäres Hospiz, für einen Großteil der älteren Bevölkerung zum Sterbeort geworden. Die Arbeit des CMs gewinnt, unter dieser Entwicklung in der Palliativen Versorgung zunehmend an Bedeutung. In der Arbeit mit Sterbenden ist die Haltung des CM maßgeblich, um ganzheitlich zu begleiten. Seine Handlungen sollten geprägt sein von Respekt, Empathie, Wertschätzung, Wertfreiheit, menschlicher Wärme und Wohlwollen, um dem Patienten am Lebensende Halt zu geben. Er kann eine Vielzahl von Fragen herausarbeiten und aufgrund seines Netzwerkes Kontakte einleiten und Verbindungen herstellen:

Soziale/emotionale Versorgung:

- Was wünscht sich der Patient bzgl. seines Sterbeortes? Möchte der Patient im Altenheim, Krankenhaus, Hospiz oder wenn möglich zu Hause sterben?
- Was trägt zur Verbesserung der Lebensqualität in der letzten Lebensphase des Patienten bei?
- Ist der Patient alleinstehend oder leben Personen mit im Haushalt?
- Können und wollen Angehörigen den letzten Wunsch des Patienten ggf. „zu Hause zu sterben" mittragen?
- An welchen Tagen/Uhrzeiten sind An- und Zugehörige zugegen die Unterstützung bieten?
- Welche weitere soziale Unterstützung braucht er im häuslichen Umfeld? (Hilfe im Haushalt: jdm. der einkaufen geht, Getränke bereitstellt/anreicht, Essen kocht, Kleidung wäscht, die Wohnung aufräumt/säubert etc.)

- Gibt es Nachbarn oder Untermieter die verbindlich ihre Unterstützung bieten?

Medizinisch/körperliche Versorgung:
- Wie und durch wenn kann die medizinische, palliative, hospizliche Versorgung zu Hause gewährleistet und sichergestellt werden?
- Was braucht der Patient zur Wundversorgung, Schmerz- u. Symptomlinderung?
- Welche Medikamente werden benötigt? Wer ist für die Gabe von BTM-Medikamenten (z.B. Morphium) zuständig und verantwortlich?
- Welche psychosoziale oder emotionale Unterstützung ist erwünscht?
- Wie und durch welche Hilfsmittel/Unterstützung kann die Autonomie des Patienten zu Hause so lange wie möglich aufrechterhalten werden?
- Benötigt der Patient therapeutische Unterstützung (Ergo,- Osteo,- Physiotherapie, Psychoonkologische Therapie)
- Was braucht es für bauliche Veränderungen im häuslichen Umfeld? (Rampe für Rollstuhl an der Türe, Aushängen von Zimmertüren, Krankenbett ins Erdgeschoss ggf. Wohnzimmer)
- Welche Hilfsmittel müssen organisiert werden? (Krankenbett, Rollator o. Rollstuhl, Toilettensitz, Sitzhocker für die Badewanne/Dusche)

Spirituelle/geistig-seelische Versorgung:
- Welcher Religion fühlt sich der Sterbenden zugehörig? Was gilt es zu beachten?
- Wünscht der Patient den Besuch eines Geistlichen/Theologen (Pfarrer/Priester; Gebete, Bibel, letzte Ölung/Krankensalbung/heilige Sakramente/Abendmahl)
- Möchte der Sterbende regelmäßige Besuche eines Seelsorgers oder eines ehrenamtlichen Hospizbegleiters in Anspruch nehmen?
- Ist es wichtig, dass die seelsorgerische Begleitung frei von Weltanschauung und religiöser Überzeugung sein?
- Wer kann „noch" zur seelischen Unterstützung des Patienten beitragen?

Sterbende Mensch brauchen Gewissheit, das zu Lebzeiten alles geregelt und erledigt wurde. Versäumnisse, Unerledigtes/Unausgesprochenes können Sterbende und Angehörige während der letzten Phase in Depression stürzen. Offene Gespräche können dem entgegenwirken. Daher kann es wichtig sein, dass der CM sofern er das spürt, das benennt und anbietet, seelischen Beistand aus seinem Netzwerk unterstützend einzuladen.

3.1 CMM und Netzwerkaufbau in der palliativ-hospizlichen Versorgung

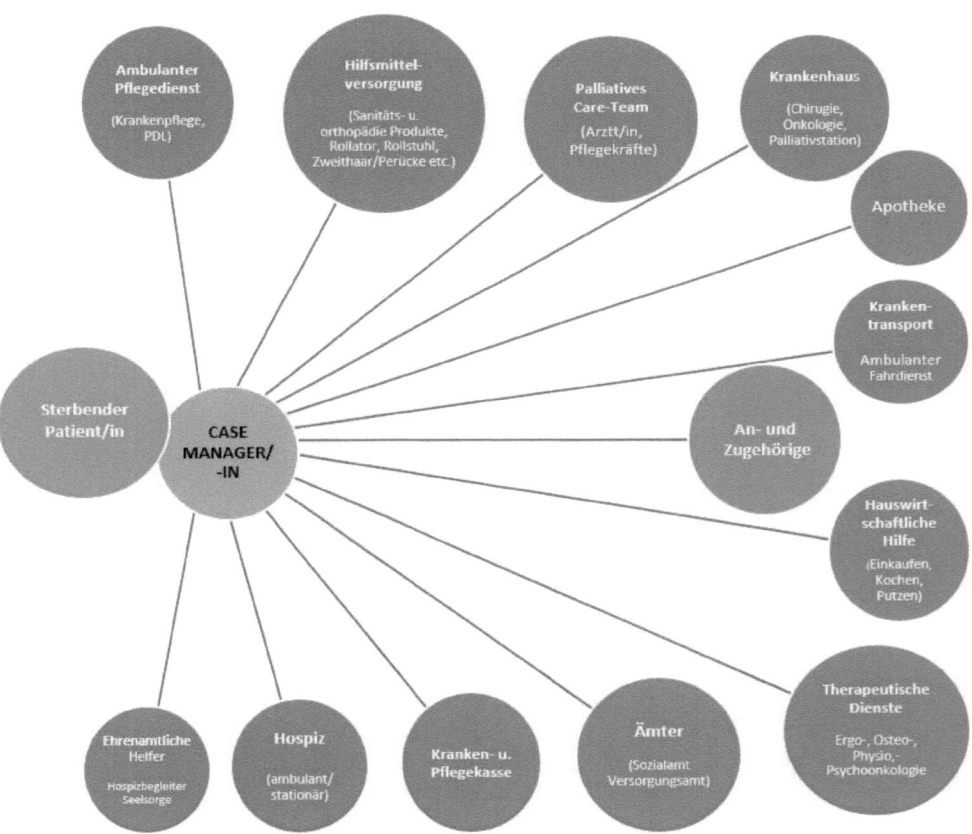

Abbildung 2: CMM-Netzwerk in der palliativ-hospizlichen Versorgung (eigene Darstellung)

Das CMM in der palliativ-ambulanten, palliativ-stationären, oder ambulanten wie stationären hospizlichen Versorgung, sollte ein interdisziplinäres Netzwerk sein, das sich der Versorgung schwersterkrankter und sterbender Menschen widmet, und eine multiprofessionelle Betreuung und Behandlung, während der letzten Lebensphase des Menschen, sicherstellt.

3.2   Möglichkeiten des CMM in der Palliativen Versorgung

Die Versorgung sterbender Patienten wird beim Übergang vom ambulanten in den stationären Sektor und umgekehrt durch das CMM sichergestellt. Das CMM wird als „Überleitungsmanagement" und „Entlassmanagement" vom CM des Krankenhauses geleitet. Im speziellen Fall des CMMs wird durch den CM die externe organisatorische Verantwortung für eine effektive und effiziente Diagnostik und Behandlung einer konkreten Erkrankung mit Patienten in ihrer individuellen Lebenssituation geteilt. Dabei wird Patienten beim Verstehen der diagnostischen und therapeutischen Abläufe und beim Eingliederungsprozess in diese geholfen. (Lägel, et al., 2015). Da der CM als Bindeglied zwischen dem Patienten und der Organisation fungiert, können Fehler im Informationsfluss und der Fall-Dokumentation minimiert werden.

3.3   Grenzen des CMM in der Palliativen Versorgung

In der praktischen Umsetzung existieren nach wie vor „operative" Lücken wie Verbesserung des Informationsflusses im Hinblick auf den Zeitpunkt; Verbesserungspotenzial vor allem qualitativ wie auch quantitativen Inhalts; Verstetigung der Mitgabe von Arznei und Verbandmitteln bei Entlassungen, insbesondere an Wochenenden und Feiertagen; Einbindung der niedergelassenen Ärzte in die Überleitung; Intensivierung von Kooperationen zwischen Krankenhaus, Dienstleistern und vor allem zu den niedergelassenen Hausärzten sowie auch unterschiedliches Wissen und Verständnis in den einzelnen Sektoren. Diese Lücken des „unzureichenden Informationsflusses" müssen durch einen kontinuierlichen Austausch wie auch durch Vernetzung und gemeinsame Kommunikationsstrukturen geschlossen werden. (von Reibnitz, 2009). Hier würde die Einbindung elektronischer

Kommunikationswege zu einer Verbesserung der Kommunikation und vereinfachten Überleitung aller beteiligten Sektoren und Netzwerkpartner beitragen. Bei steigendem Informationsbedarf benötigt die Vernetzung für ein effektives und effizientes CMM, besonders was spezielle Krankheitsbilder betrifft, eine berufsgruppenübergreifende EDV und IT-Unterstützung. (von Reibnitz, 2009)

3.4 CMM als Entlassmanagement in die häuslich Palliativversorgung

Wenn ein Patient die Entscheidung trifft, das stationäre Behandlung im Krankenhaus zu beenden, um zu Hause zu sterben, wird das CMM zum Entlassmanagement in die häusliche Palliativversorgung. Damit ein sterbender Mensch zu Hause sterben kann und eine optimale Versorgung erhält, muss seitens des CMs im Vorfeld vor Entlassung ein funktionierendes Netzwerk aufgebaut werden, das interdisziplinär zusammenarbeitet. Dabei ist von besonderer Bedeutung, den sterbenden Menschen in seiner Ganzheitlichkeit wahr- und anzunehmen, um ihn bestmöglich während seiner letzten Lebensphase zu unterstützen. Oberstes Ziel muss sein, die Autonomie des Menschen, bei gleichzeitiger Erhaltung der größtmöglichen Lebensqualität, so lange wie möglich aufrecht zu erhalten. Anhand der Phasen des CMM nach (Nussbaumer, 2009) bedeutet das:

1. *Klärungphase:*
   Erstgespräch und Festlegung des Ist-Zustandes
   - Erweiterung der Sichtweisen des Patienten und Angehöriger schaffen
   - Aufklärung bei mangelhaftem Wissensstand und fehlendem Vorausblick
   - Stärkung des Wohl-und Sicherheitsgefühls beim Patienten durch Aufklärung

2. *Assessment:*

Situationsanalyse

- Erkennen und Erfassen von Problemen/Ressourcen des Patienten
- Feststellung baulicher Veränderungen (Rollator/Rollstuhl/Sitzhocker/Pflegebett)
- Beschaffung von pflegerischen Hilfsmitteln (Trinkbecher/Schnabeltasse, Mundtupfer, Wattestäbchen, Unterlage fürs Bett, Spuckschale/Spucktüte)
- Sicherstellung freiwilliger Helfer bei alleinstehenden Patienten (nachts/Wochenede)

3. *Hilfeplanung:*

Zielvereinbarung und Festlegung der konkreten Unterstützung

- Festlegung der Handlung bei akuter Verschlechterung des Allgemeinzustandes
- Handlungs- und Hilfeplan bei Verschlimmerung der Symptome/Schmerzen
- Notfallplan für Krisensituationen und bei auftretenden Komplikationen
- Absprache mit Krankenkasse ggf. Kontaktaufnahme zum Sozialamt bei finanzieller Notlage

4. *Intervention/Linking:*

Maßnahmenumsetzung und Durchführung

- Einholen einer verbindlichen Zusage des Palliativ-Mediziners
- Kontaktaufnahme und Aktivierung des SAPV/AAPV
- Einbestellung eines Krankentransportdienstes für den Entlassungstag
- Dem Patienten eine Entlassungsmedikation mitgeben, da in der Regel die weitere Versorgung erst am nächsten Werktag durch den SAPV/AAPV erfolgt

5. *Monitoring:*

Verlaufskontrolle

- Prüfung, Regulierung der Ziele und Dokumentation
- Ängste, Überforderung und Erschöpfung der An- und Zugehörigen erkennen, ggf. neue Ziele und Maßnahmen bestimmen und Hilfe einleiten

- Ermöglichung von Freiräumen für Angehörige durch Um-Verteilung von Aufgaben oder Hinzunahme anderer aus dem sozialen Netzwerk
- Verstärkung der Unterstützung durch Seelsorger oder „ehrenamtliche Helfer"

6. Evaluation:

Status- und Situationseinschätzung der Fortschritte in Bezug auf gesetzte Ziele

- Einschätzung über die Effektivität/Notwendigkeit/Wirksamkeit der eingeleiteten Maßnahmen und die Qualität der Dienstleistungen und „Produkte" von Erbringern

Anmerkung: Nicht selten passiert in der Praxis, das CMM als Entlassmanagement für die palliativ-häusliche Versorgung in die Wege geleitet wird, durch akute Verschlimmerung des Zustandes des Patienten, dann aber ins Überleitungsmanagement umgewandelt wird, weil die Verlegung ins Hospiz eingeleitet werden soll.

3.5   CMM als Überleitungsmanagement ins Hospiz

Wenn ein Patient die Entscheidung trifft, die stationäre Behandlung im Krankenhaus zu beenden und zum Sterben in ein stationäres Hospiz zu gehen, wird das CMM als Überleitungsmanagement - von der Palliativstation ins stationäre Hospiz - eingeleitet. CMM bedient in dem Fall nur vier Phasen, da Monitoring und Evaluation entfallen, da der CMM-Prozess endet, sobald der Patient ins Hospiz übergeleitet wurde.

1. Klärungphase:

Erstgespräch und Festlegung des Ist-Zustandes

- Die einzuleitenden Schritte sollten unter Berücksichtigung der persönlichen Bedürfnisse des Sterbenden und seiner individuellen Persönlichkeit im Fokus stehen.

2. *Assessment:*

Situationsanalyse und Erkennen von Problemen/Ressourcen des Patienten

- Im Gespräch gilt es den Willen/Wollen/Wünsche und die Bedürfnisse des sterbenden Menschen zu benennen. Anhand dieser sollten persönliche Ressourcen, mögliche Hindernisse und lösungsorientierte Schritte, herausgearbeitet werden.

3. *Hilfeplanung:*

Zielvereinbarung und Festlegung der konkreten Unterstützung

- Unterstützung des Patienten bei der Suche nach einem Hospiz
- Herstellung eines Kontaktes zum Hospiz mit freien Kapazitäten

4. *Intervention/Linking:*

Maßnahmenumsetzung und Durchführung

- Dem Patienten ggf. Schmerzmedikation für den Transport mitgeben
- Dem Patienten für den Entlassungstag ggf. parenterale Nahrung mitgeben, bis Hospiz die weitere Versorgung übernimmt
- Organisation und Einbestellung eines Fahrdienstes zum Transport des Patienten

5. *Monitoring: -* entfällt -
6. *Evaluation: -* entfällt -

3.6   Kritische Würdigung unter ethischen Gesichtspunkten

„Jeder Mensch hat ein Recht auf ein Sterben unter würdigen Bedingungen. Er muss darauf vertrauen können, dass er in seiner letzten Lebensphase mit seinen Vorstellungen, Wünschen und Werten respektiert wird und dass Entscheidungen unter Achtung seines Willens getroffen werden." (Charta, 2010)

Menschen besitzen ein natürliches Grundbedürfnis, das ihnen Aufmerksamkeit, Beachtung, Respekt und Würde entgegengebracht wird. Am Anfang und am Ende des Lebens gewinnt das eine besondere Bedeutung, da der Mensch in Abhängigkeit zu anderen Menschen steht, und darauf angewiesen ist, diese von ihnen erfüllt zu bekommen. Insbesondere wenn der Mensch schwach, hilflos, krank ist oder ohne Unterstützung Dritter nicht mehr lebensfähig ist. „Die Würde des Menschen und die Einzigartigkeit des Lebens stehen im Zentrum allen pflegerischen Handelns." (Ethische Grundsätze, SBK, 1990). Die Wahrung und der Schutz der Menschenwürde bildet eine wichtige Handlungs- und Haltungs-Maxime in der Pflege. Werte wie ‚Freiheit, Individualität, Humanität, Anerkennung, Respekt' kommen darin zum Ausdruck. Ethische Grundprinzipien wie *Autonomie, Gutes-Tun, Nicht-Schaden und Gerechtigkeit* werden in der Medizin als maßgeblich beschrieben, wobei keines der vier Prinzipien die vollkommene Anwendbarkeit, und gleichwertige Befolgung und Beherzigung, einfordern kann. Ethische Grundprinzipien im CMM sollten sein: Respekt der Menschenwürde und Menschenrechte, Respekt der Freiheit und sozialen Gerechtigkeit, das Recht auf Autonomie und Selbstbestimmung, Gleichbehandlung und Vermeidung von Diskriminierung. Die ethischen Grundlagen der DGCC werden beschrieben: (DGCC, 2014):

„Case Manager befinden sich in einer ethischen Dilemmasituation, wenn keine eindeutige Handlungsentscheidung möglich ist, ohne einen der ethischen Werte zu verletzen. Jeder derartige Konflikt hat einen fachlichen und einen ethisch-moralischen Anteil. In dieser Situation besteht die Gefahr, dass ethische Dilemmata mit fachlichen Entscheidungen aufgelöst werden, ohne dass eine moralische Bewertung stattgefunden hat."

Aus diesem Grund sollte die Haltung des CMs kritisch betrachtet und gewürdigt werden: „*Von welchen Normen und Werten lässt sich ein CM leiten?*" (Wendt, 2010). Da diese Problematik im CMM Beachtung findet, sollte geachtet werden: *Auf wessen Grundlage bildet der CM sein Urteil? Worauf beruft er sich im Konfliktfall? Welche ethischen Grundsätze zieht er in Klärungsprozessen heran, um eine Entscheidung treffen zu können?* Verschiedene Autoren weisen bei diesen Fragestellungen auf den „ethischen Berufscodex" hin. (Wendt, 2010) (Wendt, 2011), (Monzer, 2013b) (Neuffer, 2002). Gemeint ist der Berufskodex des entsprechenden Berufsbildes von CMn oder dem Leitbild der Organisation, für die er tätig ist. Das Leitbild einer Organisation kann als Ethikkodex verstanden werden. Leitbilder geben Auskunft über Ausprägungen eines zugrunde liegenden Menschenbildes (Hug, 2009b) und verbindliche, moralische Standards der Organisation. Verschiedene Autoren legen dar, das Professionelle den herkömmlichen Berufskodex nur lückenhaft kennen (Hug, 2009a) (Monteverde, 2009) (Neuffer, 2002). Das erschwert, die Richtungsentscheidung bei ethischen Fragen und darlegenden Begründungen von Handlungsentscheidungen. Um ethisches Handeln im CMM sicherzustellen, sollten Ethik-Standards unterschiedlicher Arbeitsbereiche definiert und zugänglich gemacht werden. Handlungsprinzipien, die dem ethischen Leitbild der Organisation entsprechen, sollten mit den persönlichen Werten und dem beruflichen Werdegang des CM übereinstimmen. Seine Urteilsbildung und sein ethisches Handeln muss, unter Berücksichtigung der ethischen Standards, und zum höchsten Wohle des Patienten und Befriedigung seiner Grundbedürfnisse, in angemessenem Verhältnis zueinanderstehen. Wichtig ist die Persönlichkeit des CMs, da eine vertrauensvolle, authentische und verbindliche Beziehung zum Patienten wichtig ist. Der emotional geprägte Charakter der Beziehung birgt Chancen eine optimale Kooperation als Team zu bilden, aber auch Risiken. Eine zu große emotionale Intensität und Exklusivität der Beziehung, kann zur Beeinflussung seitens des CMs und Abhängigkeitsgefühlen seitens des Patienten führen. Ein zu abrupter Abschluss der CMM-Begleitung, kann Hilflosigkeit und Trauer beim Patienten hervorrufen. Daher sollte der CM sich bewusst machen, welchen Stellenwert er im Leben des Patienten hat und sich seiner Rolle bewusst sein. Er sollte sowohl die Frequenz der Treffen den Bedürfnissen des Patienten anpassen, sowie den Abschlussprozess der CMM-Begleitung gemeinsam mit dem Patienten gestalten, um das sich-voneinander-lösen zu verdeutlichen.

4   Fazit

Für Menschen mit einer lebenszeitbegrenzenden Erkrankung, tritt die Versorgung eines gesundmachenden und heilenden Ansatzes in den Hintergrund; Selbstbestimmung und Lebensqualität hingegen, gewinnen an Bedeutung und treten in den Vordergrund. Da die Auswirkungen einer lebensbedrohlichen Erkrankung sich auf alle Lebensbereiche erstrecken, sind verschiedene Faktoren und zahlreiche Teilbereiche der medizinischen, pflegerischen, sozialen, psychologischen und rehabilitativen Versorgung zu berücksichtigen. Besonders schwererkrankte Krebspatienten sind im voranschreitenden Krankheitsverlauf im stationären Sektor öfter als andere Patienten „Wiederkehrer". Sie werden ambulant und stationär, sowie fachabteilungsübergreifend in der Chirugie-, Onkologie- und Palliativstation behandelt. Im finalen Stadium Ihrer Erkrankung brauchen sie individuelle und ganzheitliche Versorgung. Die Herausforderung des CMs besteht darin, sterbenden Menschen notwendige Hilfen zugänglich zu machen, die andererseits durch Kosteneinsparung und Reglementierungen des Gesundheitssystems gedeckt werden. CMM für Sterbende wird als Überleitungsmanagement ins Hospiz oder Entlassmanagement in die häusliche-palliative Versorgung wirksam. Es wurde aufgezeigt, wie die Implementierung eines CMM zur verbesserten Steuerung des Hilfesystems beiträgt, sodass sterbende Menschen die notwendige interdisziplinäre und multiprofessionelle Zuwendung erhalten, die sie im letzten Lebensabschnittbenötigen.

4.1   Praxistransfer

Die Ausarbeitung konkreter Handlungsperspektiven verdeutlicht, wie das CM zukünftig in der Palliativversorgung noch wirksamer werden könnte, um Menschen das Sterben zu Hause zu ermöglichen. Rückblickend auf die gesamte Thematik und mit Ausblick für die Zukunft bestünde die Möglichkeit, die Palliative Versorgung und CMM noch stärker zu kombinieren, um ein interdisziplinäres Netzwerk für den Patient und unter stärkerem Einbezug der An- und Zugehörigen aufzubauen, damit die letzte Lebensphase auch im häuslichen Umfeld sichergestellt werden kann. Dem Patienten und seinen Angehörigen soll durch das CM Ängste genommen und Vertrauen und Sicherheit aufgebaut werden, damit würdevoller Abschied ermöglicht werden. Sie sollen ermutigt werden, die verbleibende Zeit gemeinsam zu verbringen, um emotionale und soziales Bedürfnisse zu stillen. Durch Implementierung eines interdisziplinären Netzwerkes, kann es gelingen, die verbleibende Lebenszeit im häuslichen Umfeld, nicht nur quantitativ, sondern auch qualitativ aufrecht zu erhalten. Dem Patienten wird ermöglicht, an einem sicheren und ihm bekannten Ort, umgeben von den An- und Zugehörigen in angemessener würdevoller Weise, ohne Hast und Eile, ohne Zeitbeschränkung – in seinem persönlichen Tempo - in Frieden und Geborgenheit, Abschied zu nehmen.

„Es geht nicht darum, dem Leben mehr Tage zu geben,
sondern den Tagen mehr Leben."   *(Cicely Saunders, 1967)*

4.2   Perspektiven

Das CM in der palliativen Versorgung kann in Zukunft mehr an Bedeutung gewinnen, und stärker in Betracht gezogen werden, besonders für Menschen die den Wunsch haben, zu Hause zu sterben. Das CM kann wertvolle Arbeit leisten und alle Voraussetzungen und Bedingungen prüfen, inwiefern der Wunsch realisierbar ist und kann die notwendigen Schritte einleiten, um mehr Patienten das Sterben zuhause zu ermöglichen. Durch die Kombination palliativer Versorgung und CMM, kann nicht nur eine Verbesserung in der ambulanten (häuslichen) Palliativversorgung erzielt werden, sondern dem Sterbenden bei akuter Verbesserung seines Zustandes, möglicherweise auch, eine Verlegung vom Hospiz in die häusliche Umgebung ermöglicht werden. Eine weitere Zukunftsperspektive ist, das CMM stärker im Alten- und Pflegeheim zu implementieren, insbesondere wenn ältere Menschen, verstärkt während der langanhaltenden sozialen Isolation in der Coronakrise, das Bedürfnis haben Ihren Angehörigen Nahe zu sein - oder gar suizidale Absichten - äußern. Das CMM, eingebettet in unserem deutschen ressourcenreichen Gesundheitssystem, sollte die würdevolle Versorgung und Begleitung eines Menschen aufgrund seiner Menschenwürde und Menschenrechte in der letzten Lebensphase gewährleisten.

„Sie sind wichtig, weil Sie eben Sie sind. Sie sind bis zum letzten Augenblick Ihres Lebens wichtig, und wir werden alles tun, damit Sie nicht nur in Frieden sterben können, sondern auch bis zuletzt, leben können." (Cicely Saunders, 1967)

Literaturverzeichnis

Faß, R., (2009): Helfen mit System - Systemsteuerung im Case Management, Marburg: Tectum Wissenschaftsverlag, 2009

Holzer, B. (2006): Netzwerke, Bielefeld: Transcript Verlag, 2006

Hug, S., (2009a). Soziale Arbeit – Verbindung von Individualethik und Sozialethik In: Arn, C., Weidmann-Hügle, T. (Hrsg.), Ethikwissen für Fachpersonen, Basel: Schwabe, 2009

Hug, S., (2009b). Handeln in Organisationen – Zwischen Struktur und Kultur. In: Baumann-Hölzle, R., Arn, C. (Hrsg.), Ethiktransfer in Organisationen, Basel: Schwabe, 2009

Kleve, H. et al. (2018): Systemisches Case Management - Falleinschätzung und Hilfeplanung in der sozialen Arbeit, 5. Aufl., Heidelberg: Car-Auer Verlag, 2018

Löcherbach, P. (2006): Standards gesucht, Qualität gefragt. In: *Wendt, W. R., Löcherbach, P. (Hrsg.),* Case Management in der Entwicklung - Stand und Perspektiven in der Praxis. Heidelberg: Economica, 2006

Löcherbach, P. (2002): Qualifizierung im Case Management – Bedarf und Angebote. In: *Löcherbach, P., Klug, W., Remmel-Fassbender, R., Wendt, W.R.* (Hrsg.), CMM Fall und Systemsteuerung in Theorie und Praxis. Neuwied: Luchterhand, 2002

Luhmann, N. (1998): Die Gesellschaft der Gesellschaft, 10. Edition, Frankfurt a. Main: Suhrkamp Verlag, 1998

Monteverde, S. (2009): Pflege – Die Ethik fürsorgerischer Zuwendung, In: *Arn, C., Weidmann-Hügle, T.* (Hrsg.), Ethikwissen für Fachpersonen, Basel: Schwabe, 2009

Monzer, M., (2013a), Case Management – Grundlagen, Heidelberg: Verlag Medhochzwei, 2013

Monzer, M., (2013b), Braucht das Case Management Ethikstandards? In: Zeitschrift Case Management, 10. Jg., 2013

Neuffer, M., (2009) Case Management - Soziale Arbeit mit Einzelnen und Familien, 4. Aufl., Weinheim: Juventa, 2009

Neuffer, M. (2002): Case Management. Soziale Arbeit mit einzelnen und Familien. Weinheim/München: Juventa, 2002

Nussbaumer, G. (2009): In: *von Reibnitz, C.*, Case Management: Praktisch und Effizient, Heidelberg: Springer Medizin Verlag, 2009

von Reibnitz, C. (2009): Case Management: Praktisch und Effizient, Heidelberg: Springer Medizin Verlag, 2009

Wendt, W. R., (2010). Case Management im Sozial- und Gesundheitswesen, Freiburg im Breisgau: Lambertus, 2010

Wendt, W. R., (2011). Care und Case Management. In: Otto, H.-U., Thiersch, H. (Hrsg.). Handbuch Soziale Arbeit, München: Ernst Reinhardt, 2011

Wendt, W. R., (2013). Zum Ethos in der Fallsteuerung. Wider das funktionale Missverständnis im Case Management. In: *Zeitschrift CMM.* 10. Jg., 2013

Wendt, W. R., (2018). Case Management im Sozial- und Gesundheitswesen, Freiburg im Breisgau: Lambertus, 2018

Internetquellen

Charta zur Betreuung schwerstkranker und sterbender Menschen in Deutschland,
Deutsche Gesellschaft für Palliativmedizin e. V., Deutscher Hospiz- und Palliativ Verband e. V., Bundesärztekammer (Hrsg.) Berlin: 2. Auflage, Oktober 2010 https://docplayer.org/84558-Charta-zur-betreuung-schwerstkranker-und-sterben-der-menschen-in-deutschland.html [Zugriff am 05.01.2021]

Deutsche Gesellschaft für Care und CMM, (2014)
Ethische Grundlagen der Deutschen Gesellschaft für Care und CMM e.V. zum Handlungskonzept CMM - verabschiedet von der Mitgliederversammlung am 27.6.2014, https://www.dgcc.de/wp-content/uploads/2014/10/DGCC_Ethische_Grundlagen_2020.pdf [Zugriff am 03.01.2021]

Holzer, B. (2019): Lexikon des systemischen Arbeitens, Heidelberg: Car-Auer Verlag, 2021, https://www.carl-auer.de/magazin/systemisches-lexikon/netzwerk [Zugriff am 03.01.2021]

Intagliata, J. Ph.D., Improving the Quality of Community Care for the Chronically Mentally Disabled: The Role of CMM, *Schizophrenia Bulletin,* Volume 8, Issue 4, 1982 https://doi.org/10.1093/schbul/8.4.655 [Zugriff am 05.01.2021]

Lägel R., Meyer-Lutterloh, K., Schmid, E., Seiler, R., Weatherly, John N., (2015) Patientencoaching, Gesundheitscoaching, CMM, Methoden im Gesundheitsmanagement von morgen, Berlin: MWV Verlag, 2015; 1. Auflage 2015, https://doi.org/10.32745/9783954661824 [Zugriff am 03.01.2021]

Van Wirth, Jan., Kleve, H. (2021): Lexikon des systemischen Arbeitens. Heidelberg: Car-Auer Verlag, 2021, *https://www.carl-auer.de/magazin/systemisches-lexikon/case-management* [Zugriff am 03.01.2021]

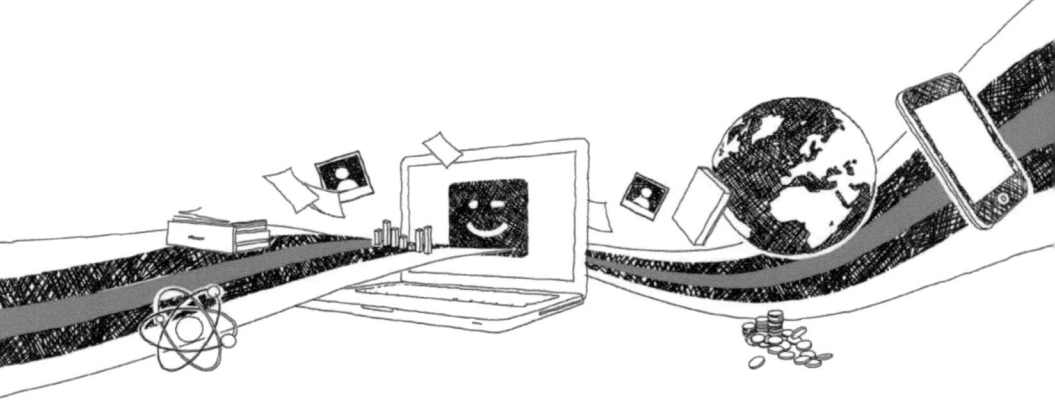
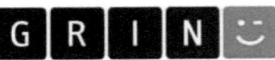